RÉFLEXIONS

SUR LA

NATURE DES VARIOLES

Observées aux Ambulances de Grenelle pendant le Siége de Paris.

Ouvrage du même Auteur :

Pathologie Générale de l'empoisonnement par l'Alcool. — Paris 1868.

BÉZIERS, TYP. E. FUZIER.

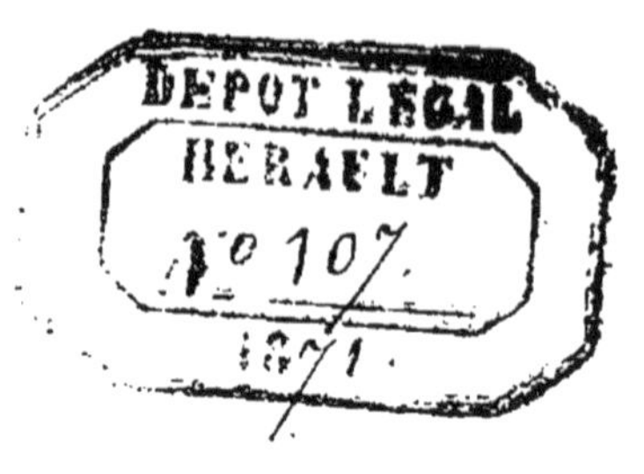

RÉFLEXIONS

SUR LA

NATURE DES VARIOLES

Observées aux Ambulances de Grenelle pendant le Siége de Paris,

Par le Dr Victor Audhoui,

Ex-Interne et Lauréat des Hôpitaux de Paris, ancien chef de Clinique de l'École de Médecine.

PARIS,

ADRIEN DELAHAYE, LIBRAIRE-ÉDITEUR,

Place de l'École de Médecine.

1871.

Ce travail a été publié par la GAZETTE HEBDOMADAIRE DE MÉDECINE ET DE CHIRURGIE, le 14 Avril 1871.

Le 13 Janvier 1871, les Allemands, conduits par le roi de Prusse Frédéric-Guillaume Ier, ont bombardé l'école des Frères de la Doctrine Chrétienne couverte par le drapeau de Genève. Deux varioleux ont été tués et l'ambulance évacuée.

Ainsi se sont terminées mes observations sur les varioles.

RÉFLEXIONS

SUR LA

NATURE DES VARIOLES

Observées aux Ambulances de Grenelle pendant le Siége de Paris.

I.

Les croûtes jaunes et les croûtes noires.

Le nombre des varioles à croûtes noires est considérable : la cause en est dans la nature pernicieuse de l'épidémie.

J'entends dire : les maladies ne changent pas de nature d'une époque à l'autre. Pourquoi vouloir que telle épidémie de variole soit d'une nature plus pernicieuse, telle autre d'une nature plus douce ? Les croûtes noires sont actuellement plus nombreuses parce que les cas de petite vérole sont plus nombreux.

La nature des épidémies de variole ne change pas ? -- L'observation prouve qu'il n'y a rien de plus changeant.

J'en appelle à Sydenham.

A Londres, de 1667 à 1669, les petites véroles furent régulières et bénignes. Les croûtes de la face étaient jaunes.

En 1670, les varioles furent irrégulières et graves. Les croûtes de la face noircissaient rapidement dans les discrètes. Dans les confluentes, la couleur était semblable à celle du sang caillé, passant peu à peu au brun foncé, puis au noir de suie.

Vers 1672, les varioles s'adoucirent et la couleur jaune prit le dessus.

En 1674, les croûtes noires reparurent. La variole fut aussi mauvaise qu' en 1670. L'odeur était horrible ; on ne s'approchait des malades qu'avec la plus grande répugnance.

Remarquez bien ce rapport :

Varioles *douces et bénignes* : croûtes jaunes, blondes, verdâtres, blanchissant ou brunissant peu á peu, d'abord humides, visqueuses, puis sèches, très-adhérentes, dures ou d'une mollesse de cire, friables, lamelleuses ou grenues, avec une odeur nauséeuse faible ou nulle. Varioles *malignes* : croûtes noires, hideuses et d'une horrible puanteur.

Tel est le résultat des observations de Sydenham. Successivement il voit dominer les croûtes jaunes, puis les croûtes noires. Il voit la variole changer parallèlement de nature : elle est bénigne ; les années s'écoulent, elle est maligne ; ensuite elle redevient bénigne... Qu'importe le nombre des cas ! et que fait ce nombre à la formation prédominante de croûtes jaunes ou de croûtes noires ? (1)

(1) M. le Dr Besnier, dans son rapport de la COMMISSION DES MALADIES RÉGNANTES pour l'année 1870, a écrit ceci :

« Dans tous les temps, à toutes les époques, dans toutes les épidémies de variole, *la maladie est semblable à elle-même.* Les différences signalées par Sydenham entre les diverses épidémies qu'il a observées, ne *résident* que dans l'imagination de l'illustre médecin anglais. Il suffit, comme nous l'avons montré précédemment, et comme M. Lorain le fait si justement remarquer dans l'excellent article ÉPIDÉMIES du NOUVEAU DICTIONNAIRE DE MÉDECINE ET DE CHIRURGIE PRATIQUES, il suffit de contrôler les assertions par les faits rapportés, pour en acquérir la preuve. Une *illusion* du même genre...... » *Union médicale, samedi* 13 *mai* 1871.

Dans quelle imagination *réside* l'illusion? Sera-ce

Quelles sont actuellement les plus fréquentes de ces deux sortes de croûtes.

dans l'imagination de Sydenham, ou dans celle de M. Besnier? Répondez sans crainte : l'illusion *réside* dans l'imagination de M. le docteur Besnier.

Oui, M. le Dr Besnier, votre illusion est bien grande ! et nous sommes singulièrement étonnés de vous entendre déclarer, à l'encontre de la tradition, de l'observation, de la raison, de tout ce qui, enfin, a quelque autorité en médecine, que la variole est partout et toujours identique à elle-même.

Vous n'admettez pas que la nature des varioles soit changeante ! mais, vous niez alors, les transformations incessantes et radicales de toutes les maladies aiguës ? transformations tellement remarquables, que Stoll a pu dire : *ne vous arrêtez pas au nom seul de la maladie, car, sous le même nom, vous rencontrerez souvent des maladies fort différentes;* et encore : *Etudiez attentivement la constitution des saisons et les caractères de la fièvre stationnaire, car la même maladie en apparence réclame pourtant un traitement fort différent, suivant l'époque où vous l'observez.*

Cette loi de la *variabilité de nature* des maladies aiguës, fondement de l'étude des *constitutions médicales*, a été démontrée, confirmée, affirmée par tous les maîtres incontestés de l'art. Ces maîtres, seraient-ils tous des visionnaires ?

Les croûtes noires et fétides sont très-communes.

Dans les confluentes, les croûtes sont noires.

Dans les cohérentes, très-souvent noires, rarement jaunes.

Les discrètes noircissent souvent, et alors le malade est en grand danger. S'il ne succombe pas à la fièvre secondaire, la convalescence sera longue et périlleuse.

J'ai observé qu'il était hasardeux parfois de se prononcer sur la terminaison de la maladie dans les varioles discrètes qui paraissaient douces avant la formation des croûtes.

Nos varioles sont de nature pernicieuse, comme le furent celles de 1670 et de 1674 décrites par Sydenhan.

II.

L'affection des glandes. Caractère des pustules.

Je veux encore, par des exemples, montrer combien nos varioles s'éloignent des varioles légitimes et considérées comme bénignes par tous les observateurs.

Les médecins se sont constamment occupés des évacuations glandulaires de la petite vérole, qui leur ont toujours paru fort utiles. Ces évacuations étaient le triomphe des humoristes : ils voyaient la matière morbifique, la cause de la maladie, s'éliminer par les glandes : aussi quel respect pour les sueurs, la salivation, la diarrhée !

Je n'ai pas besoin de démontrer la fausseté des explications humoristes. L'observation clinique était juste, l'interprétation erronée : c'est l'habitude en médecine.

N'est-ce pas une chose bien remarquable, cependant, que cette affection des glandes?

Les évacuations ne sont point ici des phénomènes sans conséquence ; elles paraissent liées directement à la nature de la maladie ; elles sont un des caractères nécessaires des varioles régulières et bénignes.

La sueur est essentielle aux petites véroles discrètes, régulières, bénignes ; elle manque dans nos varioles discrètes.

La salivation, dans les confluentes, est un signe de bénignité ; ce symptôme fait absolument défaut dans les nôtres.

Et l'éruption !... Comparez les boutons de nos varioles discrètes à ceux de la variole discrète bénigne de Borsieri.

Les pustules, d'après Borsieri, sont larges, belles, arrondies, proéminentes, chaudes, douloureuses, avec prurit, tuméfaction et rougeur vive des parties voisines. Il les appelle de *petits phlegmons*.

Certes, nous ne pouvons comparer au phlegmon les pustules de nos discrètes, même bénignes. Petites, aplaties, suppurant lentement, difficilement, souvent ne suppurant pas du tout, ces pustules ne provoquent ni prurit, ni douleur, ni tension, ni chaleur, et leur auréole rosée, jaunâtre, livide, n'arrive jamais à la teinte des roses de Damas.

Les pustules ne sont pas plus volumineuses dans les discrètes que dans les confluentes : c'est un mauvais signe.

Autre mauvais signe : pour si nombreuses que soient les pustules, la tuméfaction de la face est médiocre, ainsi que celle des mains et des pieds.

III.

Sur les Varioles hémorrhagiques.

Un nombre très-restreint de taches pétéchiales — quelques-unes — suffit pour faire connaître la nature hémorrhagique de la maladie et son grand danger.

.˙.

J'ai vu l'hémorrhagie cutanée être si diffuse, que la surface entière du corps paraissait rouge bleuâtre, couleur lie de vin.

.˙.

L'écoulement sanguin se fait par toutes les voies. Hémorrhagie gingivale assez fréquente.

.˙.

Chez un mobile, au cinquième jour d'une variole discrète, douleurs aux globes oculaires, petites ecchymoses sur les sclérotiques. Les jours suivants, douleurs plus vives ; l'infiltration sanguine s'étend aux paupières. Le malade meurt au dixième jour, sans aucune autre hémorrhagie appréciable à l'extérieur.

Un sergent des mobiles de l'Aube affecté d'une variole hémorrhagique eut, au septième jour de la maladie, une épistaxis tellement abondante, qu'il fallut pratiquer le tamponnement. L'écoulement s'arrêta. Le malade ne tarda pas à mourir.

Je remarque, à ce propos, que l'hémorrhagie nasale, dans les varioles, n'est pas toujours symptomatique de la dyscrasie pétéchiale.

Chez les individus sujets à l'épistaxis habituelle, cette évacuation peut apparaître au début de la maladie. Pour lors j'ai pu m'assurer qu'elle n'avait pas plus d'importance que n'en a, chez la femme, l'écoulement des règles fréquemment observé dans ces mêmes conditions.

L'hémorrhagie nasale peut être critique d'un état fluxionnaire particulier. J'en donne deux exemples :

A la première période de la variole, pesanteur de tête, étourdissements; torpeur; chaleur insolite vers les parties supérieures ; face animée : épistaxis , soulagement immédiat.

Dans le cours de la dessication d'une varioloïde , symptômes de fluxion encéphalique. La fluxion est jugée spontanément par une hémorrhagie nasale abondante.

∴

Souvent les varioles hémorrhagiques sont discrètes. L'affection est tellement maligne, il est vrai, qu'elle entrave et supprime l'effort exanthématique. L'éruption pétéchiale ne traduit-elle pas cet effort totalement dénaturé ?

∴

Les pétéchies peuvent se joindre à une réaction en apparence normale et bénigne. On hésite à prédire la mort du malade.

∴

Les forces sont parfois ruinées à tel point qu'il n'y a même pas apparence d'un mouvement réactif.

∴

Des troubles nerveux, et d'autres manifestations fâcheuses s'associent aux symptômes de la dyscrasie hémorrhagique.

.·.

Mais, ce qui étonne, c'est la remarquable intégrité des forces intellectuelles qu'on observe chez beaucoup de ces malades. Ils vont mourir : la respiration s'embarrasse ; le pouls, ondulant, fuit sous le doigt ; les forces motrices sont anéanties, et cependant, calmes et sans inquiétude, ils s'entretiennent avec les assistants.

Forme vraiment maligne ! L'assimilation et la désassimilation sont totalement perverties, la constitution organique moléculaire est altérée, le sang dissous s'échappe par toutes les voies, les mouvements s'affaiblissent ; l'intelligence est libre et forte. Il me semblait que, chez ces malades, l'affection avait réalisé cette expérience de physiologie qui consiste à séparer un organe du tout vivant : il fonctionne quelque temps encore, quoique fatalement il doive périr.

IV.

Une description d'Huxam.

Quels fidèles portraits de la nature affectée et réagissante nous ont laissé les médecins des siècles passés !

Je lis Huxam... Voilà bien les traits de la variole typhique et sanieuse que j'observe.

» La petite vérole est souvent accompagnée de symptômes semblables à ceux de la fièvre lente nerveuse ; les malades sont longtemps dans un état de langeur et de prostration.

» La fièvre est lente ; les forces sont abattues ; le pouls est petit, fréquent, ondoyant ; le visage pâle et défait ; l'urine transparente ; la soif et la chaleur médiocres ; le vertige et la pesanteur de tête continuels et accompagnés de tremblement, de nausées, d'inquiétude, de faiblesse, d'un malaise universel, de lassitude....

» J'ai vu ces sortes de symptômes, nous dit-il, durer sept à huit jours, et aboutir à une éruption de très-mauvais caractère : boutons pâles, séreux, aplatis, ne s'élevant pas et ne venant jamais bien à maturité ; demeurant plats et mous ou se réunissant en de grandes vessies pleines d'un liquide sanieux ; au visage, d'abord pâles et cadavéreux, ensuite d'un noir foncé, formant une croûte tenace, pourvu que le malade vive jusque-là, et alors même ne manquant presque jamais de lui être funestes. »

Cette forme, telle que la donne Huxham, est rare. La forme sanieuse sans troubles nerveux marqués au début est plus fréquente. D'ailleurs nos varioles graves et malignes présentent à peu près constamment plusieurs de ces grosses bulles remplies d'un liquide grisâtre, louche, bourbeux, sans consistance, en même temps que des pustules pâles et livides.

Quelque médecin, je l'espère, racontera la terrible épidémie qui règne encore sur nous. Il s'inspirera des grands maîtres, et tracera de belles descriptions de ces varioles nerveuses, typhiques, putrides et de toutes les formes qu'il aura pu étudier.

Alors il écartera les obstacles et les broussailles : catalogues bibliographiques, compilations allemandes, historique du sujet, théories de vivisecteur. Il évitera de parsemer son ouvrage de lignes courbes, droites, anguleuses et autres figures analogues. S'agira-t-il de raisonner, il se servira hardiment de sa raison et non d'un instrument de physique. Ses histoires de malades—chose inattendue— seront faites pour être lues et méditées et non pour grossir le volume et ennuyer le lecteur. Il ne craindra pas enfin de faire briller toutes les qualités du génie français que nous avons vu prostituer, hélas! au premier *sciole* Teuton qui s'offrait. Il effacera cette honte, et nous trouverons dans son œuvre une véritable œuvre d'art.

Pour moi, je m'en tiens à la description d'Huxham; et je n'ajoute qu'une observation:

Dans une maladie aiguë, les symptômes qui ne sont pas immédiatement et essentiellement liés à la réaction peuvent bien être causés par l'affection qui suscite cette réaction ; mais leur cause peut être aussi quelque affection différente.

Un buveur avait une *variole cohérente commune.*

Vers le second jour de l'éruption il fut saisi de troubles nerveux : tremblements des mains, des lèvres ; grande agitation et loquacité ; hallucinations spéciales et propres aux buveurs ; éclats de rire, frayeurs, etc.

L'*opium* fut administré.

Le délire paraissait se calmer lorsque, à la suite d'une grande exaltation, le malade tomba dans la stupeur et mourut.

Il n'en était pas encore à la période de suppuration.

Bien évidemment, dans ce cas, l'état nerveux ne peut être attribué ni à la réaction, ni à l'affection varioleuse ; il s'agit d'une complication : *état nerveux alcoolique.*

V.

L'Acide phénique et les irrégularités de la variole.

Au mois de mai de l'an 1870, j'ai publié dans la GAZETTE DES HÔPITAUX l'histoire d'une petite vérole confluente, avec des remarques sur la suppuration, la fièvre putride secondaire et l'emploi de l'acide phénique dans les varioles.

Je disais : « l'acide phénique prévient la fièvre putride secondaire en supprimant la suppuration des pustules. Sous son influence, de notables modifications apparaissent dans l'évolution exanthématique. Les boutons se remplissent de sérosité ; mais alors, si quelques-uns suppurent, d'autres, et en grand nombre, s'arrêtent, se dessèchent ; et le malade entre en convalescence, échappant à toutes les traverses de la suppuration abondante et de l'infection qui l'accompagne et la suit. »

Cependant un grand nombre de varioles soumises à l'action de l'acide phénique ont suppuré, et les malades sont morts dans la fièvre putride secondaire. C'est ce qui a été déclaré à la *Société des hôpitaux* par d'habiles et très-expérimentés médecins.

On m'avait recommandé un jeune élève en pharmacie qui présentait les symptômes d'une formidable *variole confluente.*

Début subit du mal au milieu de la plus parfaite santé. Au second jour, éruption ; persistance de la fièvre.

Je lui donnai l'*acide phénique.*

L'exanthème se développa régulièrement. La fièvre ne céda pas.

La salivation fit défaut.

Au jour voulu, la tuméfaction de la face apparut ; les boutons suppurèrent et se couvrirent d'une croûte jaune.

Aux mains, les boutons pâlirent, devinrent vésiculeux et se remplirent d'un liquide sanieux. Il n'y eut pas de tuméfaction bien marquée.

Sur le reste du corps, les pustules étaient d'une couleur rouge livide, un peu affaissées.

Avec la suppuration, la fièvre devint plus ardente et le malade fut plus accablé.

Tout à coup, le quinzième jour, grande

prostration ; sentiment d'une mort prochaine ; pouls rapide et fuyant ; respiration difficile, haute , anxieuse ; souffle intense avec matité au niveau du lobe inférieur du poumon droit.

Quelques heures après il mourut.

L'acide phénique n'avait déterminé aucune modification dans la marche et le développement de la maladie.

Etant aux ambulánces de Grenelle, je résolus de mettre en usage l'acide phénique toutes les fois que l'occasion me paraîtrait favorable pour en étudier l'action.

Un jour, je reçois un militaire couvert d'une éruption très-cohérente, avec une fièvre vive qui n'avait pas cessé depuis le début.

L'éruption s'était faite le troisième jour.

Le malade avait été vacciné dans son enfance.

Il n'y avait aucune complication.

Ce cas me paraissant être une *variole cohérente commune*, j'ordonnai l'*acide phénique*.

Il y eut un malentendu. La pharmacie n'était pas complétement installée...; bref, le malade ne prit pas le médicament.

L'éruption suivit son cours. Pas de salivation. La face se tuméfia au huitième jour; et la fièvre, qui persistait, me fesait regretter de n'avoir pu mettre en usage l'acide phénique.

Mais, voici ce qui arriva.

Du neuvième au dixième jour, les boutons de la face se dessèchent; la fièvre tombe; la dessication des autres pustules s'effectue successivement, et le malade est guéri.

C'était une *varioloïde*.

Je me félicitai du hasard heureux qui m'avait épargné une grosse erreur. Et je me dis que peut-être, les faits dans lesquels l'acide phénique semble avoir bien agi, ne sont que des cas de *varioles tronquées irrégulières*.

Une irrégularité bien curieuse est celle-ci: la maladie se comporte comme une variole;

l'exanthème se développe ; un certain nombre de boutons suppurent, se recouvrent de croûtes ; puis, les autres se dessèchent comme dans la varioloïde. C'est une *variole incomplètement tronquée.*

Il me semble que la variole de la jeune femme qui demeurait proche l'église de Saint-Sulpice doit appartenir à cette catégorie de faits. Je lui donnai l'acide phénique. Certains boutons suppurèrent, d'autres se desséchèrent sans suppurer ; il n'y eut pas de fièvre putride secondaire, et j'en fis honneur à l'action du médicament employé. Je n'avais pas encore observé les *varioles incomplètement tronquées* (1).

(1) Je reproduis, à la suite des *Réflexions*, cette curieuse histoire, telle qu'elle a été publiée en mai 1870.

VI.

L'état purulent secondaire.

Certains de nos malades résistent à la fureur de la petite vérole ; la fièvre putride décroît et s'efface ; ils paraissent hors de danger.

Pour lors se montrent des abcès sous-cutanés. On les ouvre : suppuration intarissable ; ulcères sanieux, croûteux et de mauvais aspect ; amaigrissement rapide, parfois extraordinaire ; peau sèche, plombée, jaunâtre ; diarrhée fétide colliquative, que rien ne peut modérer ; coagulations veineuses et leurs conséquences ; tôt ou tard, sorte de fièvre hectique avec perversion intellectuelle et stupeur ; mort subite, ou par épuisement et marasme.

.˙.

Une autre forme de l'état purulent secondaire simule, par sa marche rapide et ses déterminations, la maladie que les chirurgiens appellent *infection purulente* ou *pyohémie*. J'ai constaté les accès multiples du foie avec ictère, les suppurations du péritoine et des articulations. Mais il manquait les grands frissons, et la fièvre était continue.

. . .

La fièvre putride secondaire se rapproche des fièvres purulentes. Elle tue communément par la suppuration des poumons.

Ces suppurations pulmonaires ne sont point de nature inflammatoire. La pneumonie inflammatoire idiopathique s'en distingue nettement par sa marche et sa terminaison, comme le prouve l'exemple suivant :

Un étudiant en droit, venu du département de la Somme pour coopérer à la défense de Paris, prend une variole.

Variole cohérente très-bénigne, croûtes jaunes.

Le seizième jour, la dessication était terminée.

On ouvre plusieurs petits abcès a la face et aux membres.

Le dix-septième jour, douleur au côté gauche de la poitrine, dyspnée, toux, râles crépitants, etc., fièvre.

Son lit était placé près d'une porte donnant sur la cour et très-fréquemment ouverte.

Je le fis mettre en un endroit mieux abrité.

Ipéca, opium, vésicatoire.

L'inflammation pulmonaire se résout facilement.

Et je vis ainsi qu'il ne s'agissait pas d'une détermination pulmonaire de la dyscrasie purulente, mais d'une *pneumonie inflammatoire idiopathique bénigne.*

VII

Les acides minéraux.

Tissot use largement des acides minéraux ; ils lui inspirent la plus grande confiance. Il s'en sert beaucoup dans les maladies aiguës et surtout dans la variole.

Il écrit à Haller : « J'emploie les acides minéraux en tout temps, toutes les fois que la fièvre augmente trop, et toujours lorsque la petite vérole est un peu grave, dès la première attaque de la fièvre de suppuration jusqu'au moment où elle a tellement diminué, que je puis en conclure avec assurance qu'il n'y a plus de danger.

« Ce remède utile n'a trompé mon espérance que deux fois, chez deux femmes âgées de cinquante ans, dont la santé était déjà très-mauvaise, et que je ne pus voir que rarement parce qu'elles étaient à la campagne ; et une expérience multipliée m'a conduit à la ferme persuasion que les acides minéraux sont le meilleur frein, connu jusqu'ici, qu'on puisse opposer à la furie de la petite vérole.

» C'est pourquoi je prie instamment tous les médecins d'en faire l'expérience, autant qu'ils le pourront, sans faire usage des narcotiques ; car on peut espérer avec assurance qu'on guérira, par le moyen de ces acides, les petites véroles les plus terribles qu'on ne pourrait pas guérir par les autres méthodes les plus excellentes. »

Ensuite Tissot détermine avec beaucoup de soin l'action de ces remèdes.

Les acides minéraux tempèrent la chaleur et s'opposent à la transformation putride des solides et des fluides.

Ils facilitent toutes les sécrétions ; cependant ils répriment la diarrhée colliquative.

Leur usage prévient les métastases funestes, les suffocations, les délires, les suppurations secondaires.

Leur action est toute puissante contre l'hématurie et les diverses hémorrhagies.

Sous leur influence, la couleur des croûtes s'améliore ; elles cessent d'être noires et fétides.

Enfin, les acides répriment la malignité et empêchent les varioles bénignes de dégénérer en malignes.

Quarin est tellement convaincu de la vertu puissante des acides minéraux, qu'il prononce les paroles suivantes :

« Il est prudent de prescrire l'usage des acides minéraux, même dans les petites véroles discrètes, mais seulement après l'éruption. Car on a vu cette maladie, d'abord fort bénigne, devenir tout-à-coup et sans cause manifeste très-dangereuse et même mortelle. »

J'ai employé l'acide sulfurique dans un grand nombre de varioles.

Son action a été nulle dans les formes hémorrhagiques ; il n'a pas supprimé l'hématurie ; il n'a pas rendu la maladie moins cruelle.

Je l'ai donné au début de l'éruption dans les cohérentes et les confluentes : je ne me suis point aperçu qu'il eût modifié, en quoi que ce soit, leur caractère pernicieux.

Il n'a point empêché la formation des croûtes noires ;

Il n'a point remédié à la fièvre putride ;

Il n'a jamais excité la salivation ;

Il n'a pas eu de prise sur la diarrhée colliquative ;

Il n'a point prévenu les suppurations secondaires.

Cependant l'action rafraîchissante et tempérante de l'acide sulfurique m'a paru incontestable : elle a surtout éclaté dans les fièvres secondaires bénignes.

Ainsi, les acides minéraux ne possèdent pas aujourd'hui cette action puissante que leur accordent Tissot, Quarin et tant d'autres praticiens de l'époque.

Cette inconstance d'action des subtances médicamenteuses est loin d'être rare. Nous sommes forcés de modifier sans cesse nos moyens thérapeutiques, d'abandonner certains médicaments, d'en reprendre d'autres depuis longtemps abandonnés.

La multitude ne voit dans ces variations qu'un caprice du médecin. Quelques-uns, parmi nous, déclarent que tout est à refaire dans la science de l'homme : les faits ont été mal observés ; ils regrettent un passé honteux, mais sont pleins de confiance dans l'avenir et dans leurs propres observations. Les chimiatres, les physiatres, les mécaniatres, etc., trouvent la chose fort divertissanté, et en prennent occasion pour nier la réalité de l'art.

Quelle est, cependant, la raison de l'inefficacité actuelle des acides minéraux ? — C'est le changement de nature de la maladie.

Les varioles de Tissot étaient bénignes, même celles qui paraissaient les plus graves et irrégulières : l'affection cédait facilement à la moindre excitation curatrice. Nos varioles sont d'une nature essentiellement maligne et réfractaire à toute médication. Et cette résistance à l'action des agents médicateurs me paraît être un des caractères les plus remarquables de l'épidémie actuelle.

VIII.

L'état gastrique.

Je constatais les symptômes de l'état gastrique; j'affirmais l'existence de cette affection, puis il s'agissait d'une variole, et je m'attribuais une erreur. Cependant la médication vomitive avait soulagé le malade: c'était bien un état gastrique, mais c'était aussi une variole.

Je ne tardai pas à me convaincre de la fréquence de cette complication.

∴

Le vomissement bilieux est un symptôme de la variole. Alors il n'est point critique et n'amène aucune modification dans l'ensemble de la maladie.

∴

L'état gastrique peut masquer les caractères propres à la première période de la variole. Cas rare. Il est habituellement facile de distinguer ce qui appartient à chacune des maladies.

.˙.

Je soupçonne un état gastrique. Ne pouvant le démêler nettement, j'attends l'éruption, et alors : persistance du malaise, du mal de tête, du mauvais goût à la bouche, des envies de vomir, de l'anorexie ; accès de fièvre vespérale; langueur, agitation, insomnies... Le vomitif fait cesser ces symptômes et assure un diagnostic indécis.

.˙.

L'état gastrique retarde l'évolution exanthématique : la sortie des boutons est lente et pénible. Ici la méthode vomitive est éminemment indiquée. Elle supprime la complication et provoque une excitation cutanée très-favorable au prompt développement de l'exanthème.

.˙.

Dans les discrètes, l'éruption achevée, si la fièvre ne cède pas, c'est un mauvais signe. Assurez-vous, cependant, s'il n'y aurait pas un état gastrique : j'ai vu l'ipéca faire disparaître cette fièvre persistante.

.˙.

L'état gastrique négligé, persiste, manifeste ou caché, durant le cours de la variole. La dessiccation faite, le malade ne se rétablit pas; il languit; il essaye de manger et ne le peut, ayant des nausées et du dégoût. Un vomitif enlève ce dernier obstacle à la guérison.

.˙.

Mais il est une affection des voies digestives, fréquente dans la convalescence de nos varioles, qu'on ne doit pas prendre pour l'état gastrique : anorexie, flatulence, constipation ou petites évacuations d'un liquide chaud, âcre et corrosif; diarrhée, douleurs gastriques et intestinales... Une bonne et franche évacuation purgative est nécessaire; tout l'indique. Quand elle ne s'établit pas spontanément, je la provoque. Je donne ensuite l'opium et les amers.

.˙.

Dans les varioles malignes, dans les cohérentes et les confluentes, l'état gastrique ne se montre évident qu'à la première période; plus tard, il s'efface.

.˙.

Je l'ai vu disparaître sans intervention

thèrapeutique, avec la première période de la variole et quand l'éruption était achevée. Il semble se résoudre communément aussi avec la maladie principale elle-même. Cette résolution spontanée est prouvée d'ailleurs par la pratique des médecins, qui n'interviennent jamais dans les varioles.

Ceux-là me diront : Que parlez-vous d'état gastrique et de vomitifs? Nous n'avons jamais donné de vomitif, et nos varioles ont marché tout de même, et se sont terminées en mal ou en bien comme les vôtres. Vous dites vrai : l'état gastrique se résout naturellement sans intervention thérapeutique. Voilà! laissez donc vos indications et vos drogues.

Oui, l'état gastrique peut se résoudre naturellement, sans intervention de l'art. Oui, la nature peut à elle seule mener à bien une maladie compliquée ; mais quand il vous est possible de faire disparaître facilement une complication, pourquoi ne le feriez-vous pas? Pourquoi ne pas simplifier l'état morbide? Pourquoi ne pas soulager l'homme qui souffre et rendre la maladie plus douce?

IX.

L'asthénie.

La réaction médicatrice est faible et languissante dans nos varioles. Ces caractères se retrouvent, plus ou moins accusés, dans toutes les maladies aiguës de notre temps.

La faiblesse radicale des forces est la cause de ces réactions si débiles, toujours près de sombrer ou de dévier, et qu'il faut sans cesse soutenir.

Voici un type très-net de ces *réactions.*

Un jeune homme frêle, délicat, nerveux, menant une vie facile, s'engage au début des hostilités, dans le corps des infirmiers militaires.

Alors, fatigues excessives et continuelles, veilles fréquentes, nourriture insuffisante et souvent mauvaise, habitation dans un lieu confiné, malpropre, encombré.

Les premiers mois, il supporte assez bien son nouveau genre de vie.

Vers le milieu de décembre son énergie diminue ; il est harassé, fatigué au moindre travail ; l'appétit se perd ; selles irrégulières; nuits agitées, sans sommeil, tête lourde. De temps à autre petits frissons suivis de chaleurs fugaces...

Le 21 , il se lève fort accablé.

Il prend un verre de vin, le vomit et tombe en défaillance.

Ses camarades le mettent au lit.

Je le trouve étendu sur le dos , impuissant à se mouvoir , levant difficilement les paupières , dans une indifférence absolue , pâle , sans chaleur , les traits profondément altérés , l'intelligence troublée , le pouls sans fréquence , singulièrement dicrote et tellement mou, que la moindre pression suffit pour effacer l'artère. La respiration est lente et faible.

Médication stimulante et tonique.

Les forces se relèvent. Une réaction franche , quoique peu énergique s'établit.

Médication tempérante et tonique.

A la période de déclin , la fièvre devient rémittente.

Médication tonique.

Et comme la solution, toujours imparfaite,

tardait à se faire, je donnai le *sulfate de quinine.*

Il s'était écoulé dix-neuf jours du 21 décembre à l'entière cessation de la maladie.

Convalescence longue, mais sans accidents.

C'était une *fièvre continue adynamique simple.*

L'asthénie, tel est le caractère général et commun des maladies régnantes.

Soutenir les forces est l'indication universelle ; la médication tonique triomphe. Et, si les forces se soulèvent trop vivement, nous n'en appelons plus, pour les rèduire, aux contro-stimulants, à la saignée répétée, à la diète sévère ; nous nous contentons des émollients, des sédatifs, des tempérants.

Nos varioles *communes* ne demandent point une autre médication.

L'école de Cos disait à ses élèves que, pour bien connaître l'homme, il faut l'étudier sous ses diverses modalités. Elle avait observé des rapports intimes entre les modalités physiologiques et les modalités pathologiques.

Hippocrate n'a pas manqué de développer ces enseignements ; et dans son traité *Des airs, des eaux et des lieux*, il se livre sans cesse à d'ingénieux rapprochements entre l'état de santé et l'état de maladie des peuples divers.

Cette manière d'étudier l'homme est grande et belle , et j'imagine que ce serait fort intéressant de développer un parallèle des réactions pathologiques et des réactions physiologiques de notre temps....

Depuis tantôt six mois, nous fuyons, nous capitulons ; l'effondrement est complet. Une seule chose nous reste : cette facilité indifférente à nous accommoder de tout, qui nous a fait supporter tant et de si mauvaises institutions politiques. L'extirpation du mal nous effraye, nous sommes pour la neutralisation. Où est l'enthousiasme, la foi qui transporte ? Où l'activité ardente, énergique, soutenue ? Où la spontanéité, le génie, la création ? Des paroles, des chansons, des clameurs, des manifestes, des sorties en masse , des promenades patriotiques, de l'agitation motrice; et puis chacun rentre chez soi fatigué, découragé et satisfait.

La faiblesse! elle se retrouve dans toutes nos actions, les saines comme les morbides : *Quæ faciunt in homine sano actiones sanas, eodem in ægroto, morbosas.*

X.

Conclusion.

Ce travail n'est que le développement pratique du 597ᵉ aphorisme de Stoll sur la CONNAISSANCE ET LA CURATION DES FIÈVRES, et que voici :

« Il faut s'efforcer de découvrir la nature de la maladie.

» 1° *Par sa propre terminaison, lorsqu'elle est abandonnée aux seules forces de la nature.*

» 2° *Par l'observation de ce qui sert et de ce qui nuit.*

» 3° *Par la connaissance des maladies corégnantes.*

APPENDICE

POUR SERVIR A L'HISTOIRE DE L'ACIDE PHÉNIQUE ET DES IRRÉGULARITÉS DE LA VARIOLE:

Varioles incomplétement tronquées.

Une jeune femme, demeurant proche l'église de Saint-Sulpice, fut saisie le 30 avril 1870, en se levant, d'un malaise indéfinissable, de mal de tête, de faiblesse et d'un grand dégoût.

Elle se trouvait au troisième mois de sa première grossesse.

Dans l'après-midi elle sortit; et quoique la température fût douce, elle frissonna. Il y eut ensuite des bouffées de chaleur et de petites sueurs fatiguantes. Les lombes et l'épigastre étaient douloureux. La nuit fut très-agitée.

Le lendemain, de bonne heure, elle se rendit à la halle, et rentra fort abattue.

Alternatives de froid et de chaud; bouche amère; nausées; perte d'appétit; vagues inquiétudes. La nuit, il n'y eut pas de sommeil.

Au commencement du *troisième* jour, tout se calma.

De temps à autre, la face devenait subitement rouge et pâlissait aussitôt.

Vers le soir, survinrent des frissons et de la chaleur. La nuit fut mauvaise. Elle vomit.

Je vis la malade le *quatrième* jour.

Elle était assise sur le lit, et se plaignait seulement de douleurs lombaires et abdominales, de la perte d'appétit, du mauvais goût de la bouche, des nausées et du mal de tête. Le visage était naturel. Il n'y avait pas de fièvre.

Soupçonnant une petite vérole, je cherchai, mais en vain, quelque trace d'éruption. Pas de fièvre, pas d'éruption, cela me fit commettre une erreur. Je crus qu'elle était atteinte d'un simple *état gastrique* : je prescrivis un *vomitif*, et je rassurai les assistants.

Les vomissements furent faciles ; les matières vomies abondantes. Une douce sueur couvrit la peau, ce qui soulagea la malade. Elle reposa une partie de la soirée. Les douleurs lombaires et abdominales cédèrent.

La nuit fut meilleure que les précédentes; mais vers le matin, il y eut du malaise et de l'agitation. Alors apparurent sur la face et les membres de petits points rouges très-discrets.

C'était le *cinquième* jour.

Je trouvai la malade suffoquée sous un édredon et d'épaisses couvertures.

Peau chaude, animée, sudorale; œil vif; face turgescente; tête lourde; pouls accéléré, fort et plein; soif vive; respiration fréquente; urines rares.

Régime pour la durée de la maladie: Supprimer l'édredon et ne laisser qu'une couverture. Aérer fréquemment la chambre. Boire en abondance d'une tisane rafraîchissante (elle voulut de la limonade au citron faite à froid). Bouillon de poulet et biscuits trempés dans du vin rouge sucré. Deux lavements émollients, un le matin, l'autre le soir. Pour la nuit, une cuillerée à bouche de sirop de codéine, à prendre dans une tasse d'infusion de violette.

Pendant le jour elle se leva. La nuit fut bonne; il n'y eut que de très-petites sueurs.

Le *sixième* jour, les boutons se montrèrent plus nombreux, distincts cependant et largement espacés.

Tête lourde ; gorge douloureuse ; toux sèche et fréquente ; fièvre modérée.

Fomentations chaudes aux pieds.

Le soir, la fièvre redoubla. La nuit, il y eut des rêves pénibles, et de très-légères sueurs.

Le *septième* jour au matin, l'éruption était complète.

Face couverte d'une large plaque érysipélateuse, occupant le front, les joues et le nez, saillante, tendue, douloureuse, chagrinée par d'innombrables et fines granulations. De petites saillies arrondies et vésiculeuses se pressaient aux mains et à la face dorsale des pieds. Fièvre aiguë ; peau à peine moîte.

Malgré le bon état des forces et la bénignité apparente de la maladie, il me parut évident que la malade était en péril. Qu'allait-il advenir, en effet, d'une suppuration si abondante ? Et la fièvre secondaire ! Je ne cachai pas mes inquiétudes aux assistants, et combien la grossesse aggravait la position.

Cependant je résolus d'employer l'*acide phénique* suivant la méthode de M. Chauffard. Mais, avant de m'en servir, je voulus percevoir clairement la nature des indications posées par le maître ; afin que, sachant ce que j'allais faire et ce que je devais obtenir, je ne fusse pris au dépourvu, ni par un phénomène insolite survenant inopinément, ni par quelque aberration dans la marche naturelle de la maladie.

La variole se compose de deux éléments essentiels qui se développent successivement :

1° La fièvre d'invasion, cessant, dans les varioles discrètes et bénignes, alors que se montre l'exanthème ; persistant, au contraire, dans les confluentes et les malignes ;

2° L'éruption d'un nombre variable de boutons.

Or, dans la formation de ce second élément morbide, apparait une influence bien remarquable de l'organisme réagissant.

Tantôt les boutons remplis de sérorité se dessèchent, et la maladie est jugée : organisme modifié par une première impression variolique ou par le virus vaccinal. N'existe-t-il pas d'autres conditions ?

Tantôt les boutons suppurent : organisme

vierge encore, ou qui ne se souvient plus des impressions varioliques et vaccinales antécédentes. Eh bien! cette suppuration, qui n'est pas nécessaire à l'évolution de la maladie (et la varioloïde le prouve), va devenir la source de graves dangers.

Sydenham, dans sa *lettre à Guillaume Coles*, a parlé admirablement de ces suppurations et de leurs conséquences. Écoutons-le :

« J'ai fait voir, dit-il, que le grand danger de la petite vérole confluente, les jours dont j'ai parlé (c'est-à-dire le 11e, le 14e, le 17e.), vient de l'abondance extraordinaire du pus et des vapeurs putrides que fournissent alors une infinité de pustules devenues, par la suppuration, autant de petits abcès dont tout le corps est chargé. Ce pus et ces vapeurs putrides rentrant dans le sang, l'infectent et le corrompent, allument la fièvre et accablent la nature ; au lieu que, dans la petite vérole discrète, les pustules étant en petit nombre, il rentre peu de pus dans le sang, la nature s'en débarrasse aisément, et l'on n'a pas à craindre une fièvre violente. »

Et, après avoir fait connaître sa méthode pour empêcher la trop grande quantité de pustules ou pour leur procurer, quand elles sont sorties, une juste grosseur et une suppuration convenable ; il ajoute :

« Malgré tout cela, néanmoins, et malgré tout ce qu'on peut faire d'ailleurs, il survient très-souvent, le onzième jour ou le quatorzième, ou le dix-septième, que j'ai dit être les plus dangereux dans la petite vérole confluente, et surtout le onzième, il survient, dis-je, une fièvre violente, avec une oppression et une agitation extraordinaires ; le malade étouffe, et il meurt tout d'un coup, au grand étonnement des assistants, qui jusqu'alors avaient bien auguré de sa maladie.

« Dans une circonstance aussi délicate, le médecin doit redoubler ses efforts. Pour cela, il doit bien faire attention que la nouvelle fièvre qui survient le onzième jour de la petite vérole confluente est une maladie entièrement différente de la petite vérole même, de la fièvre qui précède l'éruption, ou de celle qui produit quelquefois l'inflammation des pustules.

« Cette nouvelle fièvre n'est autre chose qu'une *fièvre putride* proprement dite. Elle doit son origine aux particules de pus que fournissent les pustules alors en suppuration, et qui, pénétrant dans le sang, l'infectent par leur qualité virulente et nuisible. Cette fièvre est extrêmement dangereuse, et l'on doit travailler uniquement à la dompter. »

Combattre la fièvre secondaire quand elle est développée, n'est pas chose facile : le malade succombe presque toujours. S'il était possible de la prévenir ? Sydenham s'arrête avec complaisance à cette indication. Il s'efforce d'empêcher le développement d'un trop grand nombre de pustules; son idéal, ce serait de faire de toute variole une variole discrète. Les médecins du dix-huitième siècle le tentèrent en soumettant à *l'inoculation* l'organisme convenablement préparé et placé dans les conditions les meilleures.

La méthode de Jenner est plus radicale. Mais la vaccine, pour des raisons que je ne puis rechercher, ne met pas toujours à l'abri du virus varioleux. Remarquons ce qui arrive, si l'impression vaccinale n'est pas tout à fait effacée : les boutons s'emplissent de sérosité, se dessèchent, ne suppurent pas. Ainsi se trouve supprimée la fièvre secondaire si redoutée.

Il y a de grandes analogies entre cette dernière action du virus vaccinal et la manière dont agit l'acide phénique : il prévient la fièvre putride secondaire, en supprimant la suppuration des pustules. Pour arriver à ce résultat heureux, il faut en imprégner l'organisme.

Sous son influence, de notables modifications apparaissent dans l'évolution exanthématique. Les boutons se remplissent de sérosité ; mais alors, si quelques-uns suppurent, d'autres, et en grand nombre, s'arrêtent, se dessèchent ; et le malade entre en convalescence, échappant à toutes les traverses de la suppuration abondante, et de l'infection qui l'accompagne et la suit.

La médication par l'acide phénique n'est pas dirigée contre la variole elle-même ; elle passe, en quelque sorte, par-dessus la variole, pour atteindre, dans son origine, une maladie secondaire. L'acide phénique est, avant tout, un agent prophylactique ; et, à ce titre, il fait partie du régime.

N'oublions pas ces rapports de la médication nouvelle et de la variole ; nous nous épargnerons de fâcheux mécomptes. En administrant l'acide phénique, le traitement de la maladie reste tout entier à exécuter. Il est évidemment inutile de le donner, lorsque l'affection, de nature maligne, doit faire périr le malade avant la période de suppuration.

Le *huitième* jour, j'instituai la médication.

Dans une potion gommeuse : sirop de quinquina au vin, trente *grammes*; *acide phénique*, soixante-quinze *centigrammes*, *puis* un *gramme. Une cuillerée à bouche chaque deux heures.*

Je m'assurai que cette potion n'était pas désagréable. La malade la trouvait à son goût.

Continuation du régime suivi jusqu'alors.

Les petits grains rouges de la face étaient devenus vésiculeux, et sauf les paupières supérieures, les ailes du nez et le menton, tout le reste paraissait comme recouvert d'une fine poussière d'acier.

Le *neuvième* jour, la face s'enfla prodigieusement; les yeux restèrent fermés.

Salivation peu abondante; gorge douloureuse; fièvre vive.

Gargarisme légèrement astringent. Lotions sur le bord libre des paupières.

La nuit fut mauvaise.

Le *dixième* jour, la tuméfaction de la face était moindre; les paupières se soulevaient difficilement.

Au front et sur le nez : vaste plaque grise.

Aux joues : un grand nombre de boutons avaient disparu; ceux qui persistaient, très-cohérents, étaient déjà volumineux, de couleur jaune grisâtre. Quelques boutons des aîles du nez laissaient suinter une matière jaune semblable à du miel.

Aux mains : belles vésicules étroitement agglomérées, et produisant un pénible sentiment de chaleur.

Aux pieds : éruption moins avancée, mais très-confluente. Douleurs vives.

Sur le reste du corps : boutons de divers volumes, discrets ou légèrement cohérents.

Salivation nulle ; gorge moins douloureuse ; nez obstrué, ce qui inquiétait la malade.

Aspirations d'eau tiède par les narines.

Le soir et pendant la nuit, douleurs très-vives aux pieds et aux mains ; pas de sommeil.

Le *onzième* jour, l'enflure de la face avait disparu. Les boutons des joues s'étaient arrêtés dans leur évolution, et beaucoup s'étaient desséchés.

Gonflement des mains. Douleurs violentes aux pieds : les orteils étaient violacés et la plante tachée d'une multitude de points rouges, indice d'une suffusion sanguine dans les pustules.

Fièvre modérée.

Plusieurs fois dans le jour, fomentations émollientes aux mains et aux pieds.

La malade fut soulagée.

Le *douzième* jour, j'ouvris en plusieurs endroits la plaque qui couvrait le front, il s'en écoula un liquide sanieux, gris-jaune, teinté de rouge, sans mauvaise odeur.

J'ouvris aussi quelques pustules des mains ; elles contenaient de la sérosité.

Face en très-bon état ; dessication presque achevée. Un grand nombre de pustules du corps se desséchaient.

Pouls encore dur ; un peu de chaleur.

La première partie de la nuit fut bonne.

Vers le matin, il survint des pincements d'entrailles ; des borborygmes. Bouche mauvaise ; langue épaisse ; dégoût. Bientôt elle évacua par le bas ; et rendit, en quelques heures, environ deux litres d'un liquide séreux répandant l'odeur horrible des matières putréfiées. Cette évacuation se continua dans la matinée, et je pus moi-même en reconnaître la nature.

Pas de fatigue ; face légèrement grippée ; très-légères douleurs abdomidales ; pouls petit et rapide ; température à peu près normale.

La plupart des pustules des mains étaient ridées et flétries. La dessiccation marchait rapidement.

Le dégoût était tel, que la malade ne voulut plus prendre la potion. Je suspendis donc l'administration de l'acide phénique, car rien ne me paraissait en nécessiter encore l'emploi.

Eau d'orge édulcorée avec le sirop de

coing. Deux lavements amidonnés. Pour la nuit, un quart de lavement avec dix *gouttes de laudanum de Sydenham.*

Dans la journée, la diarrhée cessa. Il y eut un grand soulagement et un sentiment marqué de bien-être.

C'était le *treizième* jour.

Le *quatorzième* jour, il n'y avait plus de fièvre ; les forces étaient revenues ; la maladie était jugée.

Afin que les derniers vestiges de l'éruption disparussent plus vite, j'ouvris au front deux ou trois vésicules dans lesquelles le pus s'était reproduit. Je fendis aussi l'épiderme de tous les orteils, et il s'écoula un liquide épais, bien lié, jaune ou rouge lie de vin, sans odeur spéciale.

Lotions à l'eau tiède sur toutes les parties du corps. Bains de pieds.

Trois jours après, il ne restait plus que quelques croûtes çà et là disséminées. Le rétablissement était complet.

Durant tout le cours de la maladie : respiration bonne ; esprit libre ; nuits laborieuses, mais sans délire ; voix naturelle ; langue humide ; urines abondantes et peu chargées ; pas la moindre mauvaise odeur.

La malade n'avait pas été revaccinée.

L'avortement, qui est de règle dans les varioles confluentes, n'a pas eu lieu : la grossesse a suivi son cours.

L'acide phénique, administré plus tôt, eût certainement empêché la suppuration au front et aux orteils. Ce résultat eût été obtenu, peut-être, en lotionnant plusieurs fois par jour le visage et les pieds, avec une solution au centième, ou plus forte, du même acide, comme le recommande M. Chauffard.

Cette variole appartient à l'ordre des *confluentes bénignes*, quoiqu'elle ait été irrégulière au début.

TABLE DES MATIÈRES.

Béziers, typographie H. Fuzier.

18

www.ingramcontent.com/pod-product-compliance
Ingram Content Group UK Ltd.
Pitfield, Milton Keynes, MK11 3LW, UK
UKHW020425230726
13925UKWH00004B/1605

9 782016 111932